AF341779

GUÉRISON RADICALE

DE

LA RAGE !

INDICATION

De la Préparation, Conservation et Application
d'un Remède contre la Rage, reconnu INFAILLIBLE par les Autorités du royaume
de Prusse, et publié, d'après les Documents officiels,

PAR

C. HOMBOURG.

Prix : 1 Fr.

PARIS

CHEZ E. DENTU, LIBRAIRE-ÉDITEUR,

PALAIS-ROYAL, GALERIE VITRÉE.

1856

Paris, 1er *Août* 1856.

MONSIEUR,

La petite brochure que vous trouverez ci-jointe est d'une importance tellement grande, que j'ai cru devoir vous l'envoyer.

Cette brochure est utile à tous : aux médecins et pharmaciens, aux autorités chargées de veiller à l'intérêt général comme aux simples particuliers ; tout le monde est intéressé à connaître les moyens d'arrêter les effets terribles de la rage, car cette maladie demande un remède prompt que chacun peut se trouver dans la nécessité d'administrer lui-même.

En faisant connaître ce remède contre la Rage, remède, du reste, dont *l'infaillibilité est certaine,* j'ai la conviction de remplir un devoir et d'être utile à mes semblables.

Veuillez agréer, Monsieur, l'assurance de ma considération distinguée.

C. HOMBOURG.

GUÉRISON RADICALE

DE LA RAGE.

I

De l'Hydrophobie.

De toutes les maladies auxquelles l'homme est sujet, la plus épouvantable, sans contredit, est la rage ou hydrophobie. Cette maladie provient le plus ordinairement d'une morsure ; cependant le simple contact de la bave ou du sang d'un animal atteint de la rage peut dans certains cas l'inoculer.

Le chien est de tous les animaux celui qui est le plus exposé à la rage.

La rage est d'autant plus intense que l'animal qui a mordu est atteint depuis plus longtemps de cette maladie : plus la morsure est profonde, plus la rage se communique facilement ; c'est ce qui arrive surtout lorsqu'une personne a été mordue dans les parties du corps qui avoisinent les grandes artères, telles que les cuisses ou les bras.

Les morsures les plus insignifiantes peuvent produire la rage : la simple empreinte des dents de l'animal qui a mordu peut exposer la personne mordue à contracter cette terrible maladie.

Du reste, la rage peut mettre plus ou moins de temps à se déclarer : dans certains cas elle se déclare immédiatement ; quelquefois elle ne se manifeste qu'après un ou plusieurs mois. Il y a même des exemples où la rage ne s'est déclarée qu'après plusieurs années.

On voit par là combien il est important lorsqu'une personne a été mordue, quelque faible que soit la morsure, que cette personne se conforme aux prescriptions dont le détail est indiqué plus bas ; mais avant d'indiquer de quelle manière on peut prévenir cette terrible maladie, nous devons d'abord la caractériser et en marquer les diverses phases.

Le premier symptôme de la rage est l'inflammation des organes servant aux fonctions nutritives : le premier signe auquel on reconnaît qu'une morsure a été produite par un animal atteint de la rage, c'est que, bien que la blessure produite par la morsure se soit cicatrisée dans l'espace de quelques jours, un malaise général ne tarde pas à saisir la personne mordue : elle ressent bientôt de fortes douleurs dans les parties du corps qui avoisinent la morsure. La peau qui entoure la cicatrice se tuméfie, la cicatrice elle-même se gonfle, s'ouvre et commence à rejeter une matière blanchâtre et sanguinolente. Le malade ressent alors une grande lassitude dans tous ses membres: son moral s'affecte, il devient triste et finit par tomber dans une prostration complète. On voit alors que la vue de ses semblables lui est à charge, il les évite : sa respiration devient pénible, des larmes s'échappent de ses yeux et il suffoque surtout lorsqu'il cherche à boire. Dès ce moment, son sommeil devient inquiet : loin d'y trouver un soulagement, il ressent une fatigue générale lorsqu'il se réveille. Bientôt il est en proie à une fièvre ardente, accompagnée de crampes horribles et de convulsions; sa voix devient rauque, sa figure se décompose, ses mâchoires se serrent avec une telle force qu'il lui devient presque impossible d'ouvrir la bouche ; il tombe dans une agitation telle qu'il ne peut rester en place. L'appétit finit par disparaître, l'eau lui inspire une telle horreur que, malgré une soif ardente, il lui est impossible de boire; enfin sa figure se contracte, ses yeux commencent à lui rouler dans les orbites et il est haletant sous le poids de ses suffocations qui redoublent.

Arrivé à ce dernier terme, le malade recherche l'obscurité. C'est alors que les vomissements commencent ; son cou enfle et devient d'une couleur livide ; la langue qui lui sort de la bouche devient sèche et prend une teinte plombée, et il rejette une bave dont le contact seul suffirait pour donner la rage : aussi doit-on s'en mettre à l'abri, d'autant plus que le malade éperdu, hors de lui, cherche à mordre tous ceux qui l'entourent. Du reste, aussitôt que l'accès a cessé, le malade reprend ses sens, et lorsqu'il sent l'accès revenir, il est le premier à en prévenir les personnes qui l'entourent. Il arrive enfin que les accès deviennent de plus en plus fréquents, non-seulement le malade ne peut plus supporter la vue de l'eau, mais encore le moindre objet luisant provoque chez lui des accès qu'il peut de moins en moins surmonter ; il meurt enfin au milieu d'horribles convulsions.

II

Remède contre l'Hydrophobie.

Il existe un grand nombre de remèdes contre la rage. Le plus ordinairement, la connaissance de ces remèdes se transmet dans certaines familles, qui en connaissent seules la préparation et en font un SECRET.

Les différents remèdes contre la rage ont pour but, ou de combattre cette maladie quand déjà elle est déclarée, ou ils sont seulement destinés à la prévenir.

Ces derniers remèdes seuls peuvent avoir de l'efficacité, et quelques-uns parmi eux ont en effet produit, dans certains cas, d'excellents résultats. Malheureusement il n'est pas certain que leur emploi doive toujours réussir. Souvent aussi ces remèdes sont mal préparés et ne peuvent par conséquent produire leur effet.

Le remède que cette brochure a pour objet de faire connaître vient de la Silésie. La famille DE STANGE à Wagnitz, et ensuite la famille DE DOMNIG à Elgut, connaissaient seules d'abord la manière dont il devait être préparé.

La famille de Domnig en fit ensuite connaître la préparation à un habitant de la campagne.

Ce remède est employé en Silésie depuis une époque déjà fort ancienne. Au milieu du XVIIᵉ siècle, son efficacité était reconnue; c'est ce que l'on voit par un document de la plus haute importance, dont la date, parfaitement authentique, est antérieure à l'année 1681.

L'usage de ce remède se répandit dans les pays voisins de la Silésie, et sa réputation donna l'éveil aux autorités.

« En 1776, le gouvernement royal de Prusse ordonna une enquête à son » sujet.

» Confiée à des hommes instruits et compétents, cette enquête fut faite » avec le plus grand soin : elle constata de la manière la plus éclatante « QUE » CE REMÈDE, LORSQU'IL AVAIT ÉTÉ EMPLOYÉ A TEMPS ET EN SE CONFOR- » MANT AUX PRESCRIPTIONS, ÉTAIT D'UNE EFFICACITÉ CERTAINE. »

Le grand Frédéric, qui régnait alors, ne voulant pas qu'un remède aussi précieux restât le secret de quelques individus seulement, en fit l'acquisition.

Par décret en date du 23 juin 1777, il en fit publier la composition, et il ordonna en même temps à tous les pharmaciens du royaume de se conformer, pour la préparation de ce remède, aux prescriptions indiquées par l'ordonnance. Il leur prescrivit en outre d'avoir toujours chez eux de cette préparation, afin que l'on en pût faire usage aussitôt qu'il serait nécessaire.

De nombreuses années se sont écoulées depuis cette époque, et il serait trop long d'énumérer le nombre des personnes atteintes de la rage qui ont dû leur guérison au remède dont nous donnerons plus bas la préparation (1).

Il y a cependant beaucoup de contrées en Allemagne où, jusqu'à présent, ce remède n'est point connu ; *il est totalement inconnu en France*.

Il peut paraître extraordinaire qu'un remède aussi efficace ne soit pas mieux connu, bien que la rage produise tous les ans de cruels ravages. Nous en trouvons l'explication dans les habitudes des hommes en général qui ne cherchent du secours qu'au moment où le malheur est déjà arrivé.

D'ailleurs les temps de guerre qui ont suivi la première publication de ce remède en ont rendu la propagation presque impossible.

Il y a peu de temps seulement que l'auteur de ces pages a pris connaissance par un journal allemand de deux cas d'hydrophobie occasionnés par de fortes morsures et qui ont été guéris avec un succès admirable par l'application de notre remède.

Les blessures avaient été profondes, la mort horrible paraissait presque inévitable, pourtant un sage et exact traitement a su vaincre ce redoutable ennemi.

Le récit en question m'avait fortement intéressé ; les réflexions accompagnant l'article mettant à jour toute l'importance qui se rattache à la propagation d'un tel remède et imposant le devoir à chaque homme qui aime ses semblables de leur être utile sous ce rapport, m'ont fait naître l'idée de me renseigner aussi exactement que possible sur tous les détails de la préparation, de la conservation, de l'application du remède et du traitement à suivre pendant et après la maladie, afin d'assurer ce bienfait également à la France et de prendre les mesures nécessaires pour remplir complétement le but.

Mes démarches furent couronnées de succès, je le reconnais avec des sentiments d'une profonde gratitude ; je fus entièrement récompensé de mes peines. Je fis un voyage à Berlin, où je trouvai l'accueil le plus empressé de la part de l'autorité. Mes correspondants m'ont aussi prêté un concours rempli de bienveillance ; qu'ils reçoivent ici l'expression de ma vive reconnaissance.

(1) Ainsi deux cas, occasionnés par de cruelles morsures et dont la guérison pouvait être considérée comme impossible ont été sauvés par un sage et judicieux emploi de la préparation dont nous parlons.

Les deux chapitres précédents s'occupent de l'histoire et des preuves de l'efficacité du remède, je passerai maintenant à la description de l'insecte au moyen duquel l'homme peut préserver ses semblables et les animaux de la maladie redoutable de la rage.

III

Description du Meloé de Mai.

(Meloe proscarabeus.)

Le Meloé de mai qu'il ne faut pas confondre avec le Hanneton (scarabeus melolontha) qui en diffère entièrement, est un insecte qui appartient à la famille des COLÉOPTÈRES.

On lui connaît différentes espèces, par exemple : LA CANTHARIDE (*Meloe vesicatorius*) ; je ne ferai mention du reste que de celles qui se trouvent le plus souvent chez nous, et qui servent à notre but.

Une de ces espèces, le MELOÉ PROSCARABEUS (fig. 1 et 3) est d'une couleur presque noire, d'un bleu noir, parfois aussi d'une couleur brunâtre; la seconde espèce, le MELOÉ MAJALIS est d'une couleur verte dorée, l'arrière partie de son corps est coupée de six bandes d'un rouge pâle.

La grandeur du premier de ces scarabées est à peu près d'un demi-pouce, il en est de même du MELOÉ DE MAI masculin — qui est d'une forme beaucoup plus petite que sa femelle, — souvent le mâle paraît si extraordinairement petit, qu'on est tenté de croire qu'il appartient à une autre espèce de scarabées.

Lorsque la femelle fecondée s'aperçoit que la ponte s'approche, alors elle creuse un trou dans la terre, y rampe en reculant et y laisse tomber ses œufs ; ensuite elle referme le trou, abandonnant à la chaleur de la terre le soin de les faire éclore.

Ces œufs se transforment après quelque temps en larves vermifores d'une couleur rouge-jaunâtre; ces larves ont six pattes, le derrière du corps est très-allongé et la queue est munie de quelques poils longs.

Ces larves se nourrissent de jeunes herbes et de feuilles tendres de différentes plantes.

Ils perdent leur peau à différentes reprises et ils paraissent plus grands après chaque mue, jusqu'à ce qu'ils se présentent en dernier lieu avec des élytres, comme des scarabées parfaitement formés.

Le temps de leur apparition dépend surtout de la température; comme elle opère une grande influence sur leur développement, si le printemps est chaud, les scarabées paraissent au commencement d'avril; une température plus froide au contraire les retient jusqu'à la fin du mois de mai ou au commencement de juin.

Le Meloé de mai fait son apparition du reste dans sa forme complète ordinairement au commencement du mois de mai, et c'est aussi l'époque où on e trouve le plus souvent.

Le Meloé de mai s'arrête ordinairement sur les champs ensemencés, sur es prairies et leurs lisières, où il se nourrit de germes tendres, de plantes, d'herbes et de feuilles de fleurs.

Le plus souvent on le trouve autour du soi-disant cerfeuil sauvage (sacrophyllum sylvestre), et d'autres plantes aromatiques dont les feuilles lui conviennent de préférence à ce qu'il paraît.

Au même endroit où se trouvent les scarabées pour la première fois, sur ce même emplacement on les cherchera l'année suivante ordinairement avec succès, car il paraît qu'ils séjournent de préférence à certaines places.

Le scarabée n'aime pas la chaleur du soleil, et on le trouve le plus facilement de grand matin un peu avant le lever du soleil, aussi longtemps qu'une fraîcheur agréable se fait encore sentir dans l'air; de même on le trouvera le soir dans la dernière heure du jour et après le coucher du soleil ; aux autres heures pendant le jour, on le trouvera tout au plus aux emplacements frais et ombragés.

C'est aussi le matin et le soir que les scarabées sortent pour chercher leur nourriture.

Le corps du Meloé de mai se compose de trois parties principales: de la tête, du corselet et de l'arrière corps.

La tête est un peu plus large que le corselet, qui est voûté en haut et aux flancs.

Le scarabée porte la tête ordinairement abaissée surtout du moment où on le touche.

Les yeux se trouvent des deux côtés de la tête à côté des antennes, ils sont de forme ovale et se composent d'une certaine quantité de lentilles.

Les antennes se composent de onze membres, se présentant toutes jusqu'à la dernière qui est en forme de boule, comme une série de boules rangées l'une après l'autre. (Fig. 7.)

Ce scarabée a ceci de particulier qu'il n'allonge pas ses antennes en rampant comme le font la plupart des individus de son espèce ; mais il les recourbe, ce qui lui donne un air fort curieux.

Le scarabée en question a encore quatre barbillons dont les deux plus grands se composent de trois membres, et les deux plus petits de deux membres seulement.

Il est armé de deux dents corneuses, voûtées aux côtés et munies intérieurement d'un vif tranchant couvert, vers le devant, par un clapet qui déborde un peu.

Le corselet est de forme conique, comprimé dans la partie supérieure, il est moins large mais plus long que la tête dont, du reste, il a la couleur. L'arrière du corps, qui forme la plus grande partie du scarabée, est trois fois plus long que la tête et le corselet ensemble et considérablement plus large ; sa forme ressemble à un fuseau qui est renflé dans son milieu et qui se termine aux deux extrémités en forme conique.

L'arrière du corps compte huit anneaux dont les deux premiers se trouvent sous les élytres, qui sont pour toutes les espèces d'une couleur vert jaunâtre.

Les anneaux se trouvent fortement repliés des deux côtés, de sorte qu'ils couvrent les petites ouvertures qui s'y trouvent placées.

L'arrière du corps porte deux élytres, du reste remarquablement petits en proportion de son corps, ils sont fortement voûtées, bien serrés, mais sans se confondre, ils sont flexibles comme le cuir.

La couleur des élytres du MELOÉ PROSCARABEUS est noirâtre ou de couleur d'eau ; pour le Meloé majalis au contraire, elle est d'un luisant pâle vert doré.

Du reste, le scarabée, quoiqu'il soit muni d'élytres, n'a cependant pas d'ailes, on n'en aperçoit aucune trace, et les élytres ne servent que pour une petite partie du corps.

Ce scarabée a deux pattes attachées à l'arrière de son corps, elles se composent de quatre MEMBRES (fig. 6. Les autres pattes, qui sont les principales, ont, au contraire, cinq membres (fig. 4). Les mouvements du MELOÉ PROSCARABEUS sont fort lents et son corps est mou et visqueux.

C'est une qualité particulière de ce scarabée, qu'il rend au toucher une liqueur épaisse et grasse d'une couleur jaune huileuse, laissant une tache aux doigts, preuve de son âcreté. Cette liqueur n'a, du reste, aucune odeur désagréable. Ce jus, le scarabée le rend déjà s'il ne fait que se heurter, et au moindre contact son corps se couvre de petits globules qui apparaissent tantôt aux jointures des pattes tantôt à d'autres parties. (Voy. fig. 1, 5, 6, 7 et 8.)

Si on ne touche pas à ces gouttelettes, elles restent suspendues à l'endroit où elles ont apparu et le scarabée les fait rentrer lorsqu'il se croit en sûreté, afin de ne pas perdre probablement son moyen de défense qui consiste sans contredit dans cette liqueur.

Ce scarabée a l'habitude de rentrer la tête, l'arrière corps et les pattes à l'approche d'un ennemi, et il reste couché comme s'il était mort jusqu'au moment où il croit que le danger est passé.

Le jus ou liqueur qui sort de ce scarabé forme un poison pour beaucoup d'insectes ; il tue également le MELOÉ PROSCARABEUS aussitôt qu'on l'y trempe.

IV

Préparation du Remède.

Le MELOÉ PROSCARABEUS forme la partie essentielle du remède dont nous parlons.

On doit recueillir les scarabées avec beaucoup de soin : le mois de mai est l'époque la plus favorable ; à cette époque ils ont déjà fait leur apparition ; le soir et le matin surtout lorsque le temps est chaud et sec sont les parties de la journée où on les rencontre en plus grande quantité.

Il faut surtout, lorsqu'on recueille les scarabées, faire en sorte qu'ils ne perdent pas la liqueur dont nous avons parlé ; car c'est cette liqueur qui donne surtout au remède son efficacité. On doit, autant que possible, éviter de serrer le scarabée avec ses doigts ; le mieux est d'employer des petits bâtons de bois, dont on se sert comme d'une pince ; en enlevant les scarabés de cette manière, on évite de leur faire perdre leur liqueur.

On dépose ensuite les scarabées que l'on vient de prendre dans un vase très-propre, et même, s'il est possible, n'ayant jamais servi.

Aussitôt que l'on est arrivé à la maison, et tandis que les scarabées sont en-

core vivants, on leur coupe la tête avec des ciseaux fort tranchants, en les
tenant sur un vase en partie rempli avec du miel pur.

Il faut, pendant cette opération, faire en sorte que la liqueur sortant du
scarabée tombe dans ce vase rempli de miel : on y met aussi le corps du
scarabée. Quant à la tête, comme elle n'est d'aucune utilité, on la jette.

Aussitôt cette opération achevée, c'est-à-dire lorsque les scarabées se trouvent déposés dans le miel, alors on bouche le vase fort solidement et on le
place dans un endroit sec et frais, où les scarabées conservent leur vertu pendant 2 à 3 années.

Si le miel, avec le temps, se dessèche, et s'il commence à se durcir, alors
on ajoute un peu de nouveau miel, mais pas plus qu'il n'est nécessaire pour
faire disparaître la sécheresse.

Sur 39 onces 1 drachme de miel, on prend 200 pièces du MELOÉ PROSCA-
RABÉUS ou 175 pièces de MELOÉ MAJALIS.

En y mettant moins de scarabées, on diminuera naturellement en proportion la quantité du miel.

Voici les indications nécessaires pour la composition du remède. Nous le
donnons d'après la recette qui a toujours été suivie :

- On prend, parmi les scarabées qu'on vient de déposer dans le miel et avec

le miel y collant,	24	pièces;
de la thériaque,	4	onces;
du bois d'ébène,	2	drachmes;
de la serpentaire de Virginie,	1	—
du plomb limé,	1	—
du cormier sauvage,	20	grains;
du miel provenant de celui où les		
scarabées ont été déposés,	1	once.

Immédiatement après que les Meloés ont été enlevés du miel, il faut les
déposer sur une assiette n'ayant pas servi. On les hache avec un couteau,
afin de les rendre tellement menus, qu'ils forment une pâte, à laquelle on
mélange la thériaque. On râcle le bois d'ébène et la serpentaire de manière
à les réduire en une poudre très-fine, que l'on passe ensuite dans un tamis
en crin dont les mailles sont très-serrées ; on fait avec une râpe la même
opération sur le cormier, de manière à le réduire aussi en une poudre très-
fine.

Après avoir procédé de cette manière, on mélange le miel dont il est
question, à la fin de la recette, avec la pâte des scarabées et les autres ingré-
dients dont il vient d'être parlé.

Pour bien travailler le tout, afin que toutes les différentes parties se mélangent bien entre elles, on se sert d'une spatule fort propre; on doit éviter qu'elle soit d'un bois résineux.

Dans le cas où le mélange, devenu trop épais, ne se laisserait pas facilement travailler, on ajoute un peu de miel, de celui dans lequel les scarabées ont été déposés.

La plus grande propreté est nécessaire, si l'on veut que la préparation ait toute sa puissance. Si l'on ne procède pas avec la plus grande attention, le remède perdra de son efficacité, surtout s'il s'y mêle des substances étrangères ou si les parties qui la composent n'y entrent pas dans une proportion exacte et conforme aux prescriptions qui viennent d'être indiquées.

Je dois faire observer, du reste, qu'on ferait bien de ne pas préparer une grande quantité de ce médicament à la fois; car il se moisit facilement, et, à mesure que la moisissure se développe, sa force diminuer et finit par se perdre tout à fait.

Lorsque le remède a été préparé exactement d'après la prescription ci-dessus indiquée, on place la composition dans un vase de verre ou d'argile qui doit toujours être neuf, et, après l'avoir fermé et ficelé soigneusement, on le dépose dans un endroit frais et sec.

V

Application du Remède. — Manière de s'en servir.

Lorsqu'une personne a été mordue par un animal malade de la rage, ou si elle n'a été qu'effleurée par la bave ou le sang seulement, ce qui suffit malheureusement assez souvent pour inoculer la rage, comme cela a été déjà dit plus haut, alors l'application du remède doit se faire suivant l'âge, le sexe et le tempérament de la personne qui a été mordue. On doit à cet égard suivre les indications données par le tableau ci-dessous. Quant aux blessures extérieures, elles doivent être traitées suivant les prescriptions indiquées à la fin de cet article. Il reste à observer que la dose doit être un peu diminuée si le malade est d'un tempérament faible.

AGE DE L'HOMME.	MASCULIN.		FÉMININ.	
	Drachmes.	Grains.	Drachmes.	Grains.
de 30 à 80 ans	2	»	1	30
de 21 à 29 »	1	30	1	15
de 12 à 20 »	1	»	»	50
de 6 à 11 »	»	40	»	30
de 5 à 3 »	»	30	»	26
de 1 à 2 »	»	24	»	20

Si c'est un enfant qui se trouve encore à la mamelle qui a été atteint, c'est la personne qui le nourrit qui doit prendre la dose et non l'enfant. Après avoir pris la dose du remède fixée ci-dessus, le malade ne doit pas prendre de nourriture pendant vingt-quatre heures. Pour boisson, il prendra des infusions de sureau, que l'on peut couper avec du lait si on le préfère.

Il est absolument nécessaire que le malade garde le lit pendant les premières douze heures après le commencement du traitement ; il doit attendre ensuite, dans un appartement médiocrement chauffé, la transpiration, qui est de la plus haute importance : du reste, il faut absolument que le malade s'abstienne pendant le traitement de prendre l'air.

En hiver, la température de l'appartement où se trouve le malade doit être continuellement la même.

Le malade changera de linge après vingt-quatre heures. Ce linge, entièrement mouillé après la transpiration, ainsi que les draps, taies du lit, etc., ont besoin d'être bien lavés et doivent rester pendant quelque temps à l'air. Ce qu'il y aurait de mieux à faire, ce serait de brûler sa chemise aussitôt qu'elle est retirée de dessus le corps.

Si la morsure a produit une blessure, alors il faut placer une ligature au-dessus de l'endroit où se trouve la blessure ; de plus, on doit frotter cette dernière avec de la lessive ou avec une dissolution d'une poignée de gros sel dans un demi-litre d'eau, afin d'accélérer par une friction très-forte le saignement de la blessure : cela contribue beaucoup à en faire partir le venin.

Après que la morsure a suffisamment saigné, on la brûle avec un fer rougi à blanc, que l'on applique pendant quelques instants sur la blessure.

Mais si la morsure a brisé des vaisseaux importants ou occasionné une forte perte de sang, et si le malade se trouve très-affaibli par suite de cette hémorragie, dans ce cas il serait préférable de remplacer l'eau salée par du vinaigre très-fort pour laver la blessure; on applique ensuite une compresse soit de charpie ou de linge fin trempé dans ce même vinaigre.

Il serait très-dangereux d'appliquer sur la blessure une emplâtre quelconque.

Si la peau ne laisse voir, par suite de la morsure de l'animal, qu'une égratignure ou seulement la trace des dents, dans ce cas il faudrait de suite laver cet endroit très minutieusement, en faisant plusieurs petites incisions autour de la blessure avec un couteau tranchant, afin d'ouvrir l'épiderme et de provoquer une saignée plus abondante; en outre, il faudrait étancher ce sang avec un linge trempé d'eau salée.

Il sera d'un bon effet de donner au malade, *immédiatement après le susdit traitement,* un bain tiède préparé avec un pot de *capitel* (lessive sortant de chez un savonnier); dans le cas où l'on ne pourrait s'en procurer, on la remplacerait avec de l'eau de savon simple, mais il est d'urgence de renouveler l'eau plusieurs fois pendant le bain qui durera de trente à quarante minutes; de cette manière on empêchera l'absorption du venin autant que possible.

En sortant du bain, le malade doit se coucher sans retard dans un lit modérément bassiné. Pendant tout le temps du traitement jusqu'au moment où le malade ne donne plus aucune crainte, il observera une diète des plus sévères, surtout il se gardera de prendre des spiritueux et d'autres boissons fermentées, par exemple de la bière, du vin, de l'eau-de-vie, des liqueurs, du punch, etc. ; il évitera aussi le café, toutes espèces d'épices, même l'usage du bouillon et de la viande.

La nourriture du malade devra se composer seulement de laitages, de fruits cuits et secs, de quelques légumes verts, de riz et de soupe faite d'orge, de gruau et de pain. Le malade devra éviter tout effort, toute fatigue du corps comme de l'esprit; le plus grand repos physique et moral lui est nécessaire. Plus son esprit se tranquillisera, plus il aura de confiance au remède indiqué et plus vite viendra la guérison. Aussi on doit recommander aux personnes qui l'entourent de chercher à le distraire, de l'égayer même et de lui faire concevoir l'espérance d'une prompte et radicale guérison.

Si un homme se trouve mordu en pleine campagne par un animal enragé ou dans un lieu où il ne peut se procurer immédiatement du secours, dans ce cas il n'a rien d'autre à faire que de laver la blessure, voire même avec son urine, afin d'enlever autant que possible et avec les plus grands soins la bave de l'animal enragé, mais avant tout il doit avec son mouchoir et en serrant de toutes forces faire une ligature immédiatement au-dessous de la blessure.

Quelques personnes ont conseillé de sucer la blessure, il faut s'en abstenir, car rien n'est plus dangereux, puisque cela ne peut qu'aggraver le mal.

Si le blessé consomme du tabac à priser, il doit en répandre sur la blessure le plus fréquemment possible; on peut aussi la frotter avec de la terre séche ou de la poussière. Cependant il ne faut pas perdre de vue que l'on doit laisser d'abord saigner la blessure pendant quelque temps.

Après toutes ces précautions prises, le malade doit se rendre à l'endroit le plus proche où il peut espérer de trouver des secours, *sans toutefois marcher vite.*

Il reste enfin à conseiller aux malheureux qui se trouvent dans cette triste situation et aux personnes qui leur portent des soins de faire appeler sans nul retard un médecin éprouvé, qui ordonnera le traitement demandé par la situation.

Malheureusement il arrive souvent à la campagne que le médecin tarde à venir des heures entières. Aussi, nous ne pouvons trop recommander de se conformer le plus exactement possible aux prescriptions dont nous venons de donner le détail : on ne doit rien négliger, *car la plus petite négligence peut avoir des conséquences terribles.*

VI

Instruction à suivre relativement aux animaux mordus.

L'efficacité du remède que nous venons d'indiquer est la même, quand il s'agit d'animaux à condition toutefois que l'on ne tardera pas trop à l'employer.

Les doses à employer pour les animaux malades se règlent comme suit :

On donne aux chevaux, aux bœufs et aux vaches ayant achevé de croître.	3 drachmes	30	grains.
Aux mêmes, n'ayant pas achevé leur croissance.	1 —	45	—
Aux animaux fort jeunes tels qu'aux veaux, aux poulains et aux cochons de lait on donne.	1 —	»	—
Aux vieux porcs.	2 —	30	—
Aux moutons et chèvres ayant fini leur croissance	1 —	50	—
Aux moyens porcs.	1 —	50	—
Aux moutons et chèvres en croissance. . .	1 —	»	—
Aux mêmes très-jeunes.	» —	50	—

Aux chiens.	2 drachmes	» grains.
Aux mêmes en croissance.	1 —	30 —
Aux chiens très-jeunes	1 —	10 —
Aux volailles.	1 —	» —
Aux mêmes en croissance.	» —	35 —

Pour les animaux, les portions du remède doivent se diviser en deux et on fait avaler une moitié de grand matin, l'autre le soir.

Aussitôt que l'animal a avalé le médicament on le transporte dans une étable particulière pour y rester jusqu'à la fin du traitement.

On ne devra donner absolument aucune nourriture à l'animal pendant les premières vingt-quatre heures et très-peu d'eau dans les premières douze heures.

S'il y a blessure, dans ce cas on la lave avec de l'eau salée, et si les endroits mordus ne font voir qu'une égratignure ou une simple contusion, ils doivent être incisés avec un couteau afin de faire couler le sang.

L'étable où se trouvait la bête malade durant le traitement, doit être soigneusement nettoyée après le rétablissement de l'animal; mieux vaut encore la faire blanchir à neuf, car la chaux détruit toute matière contagieuse. On ne saurait, du reste, trop recommander de faire appeler un bon vétérinaire aussitôt que l'animal a été mordu et de lui abandonner le traitement ultérieur de l'animal malade : avant que le vétérinaire soit arrivé, on doit se conformer aux prescriptions que nous avons indiquées plus haut.

Enfin il nous reste à conseiller aux personnes qui donnent leurs soins aux hommes et aux animaux atteints de la rage, d'éviter avec les plus grands soins tout ce qui pourrait les exposer à contracter cette terrible maladie.

Elles doivent se laver fréquemment, de plus il est bon qu'elles prennent une dose du remède ci-dessus indiqué ; cette dose doit être proportionnée à leur âge et à leur tempérament.

Si par hasard ces personnes sont atteintes d'une petite blessure ou même d'une simple égratignure à la main, elles doivent éviter avec le plus grand soin que le sang du malade ou l'eau dans laquelle il a été lavé ne se trouve en contact avec cette blessure ou cette égratignure, si insignifiante du reste qu'elle puisse être.

En un mot, on ne saurait employer trop de précautions pour se préserver de cette horrible maladie !

Paris.—Typ. Wittersheim, 8, rue Montmorency.

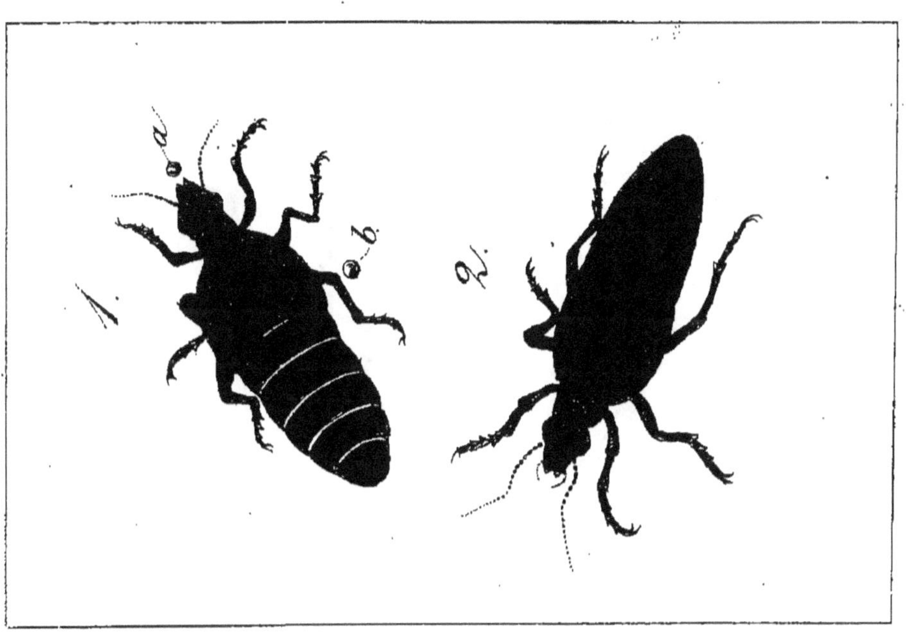

a
b
1.
2.

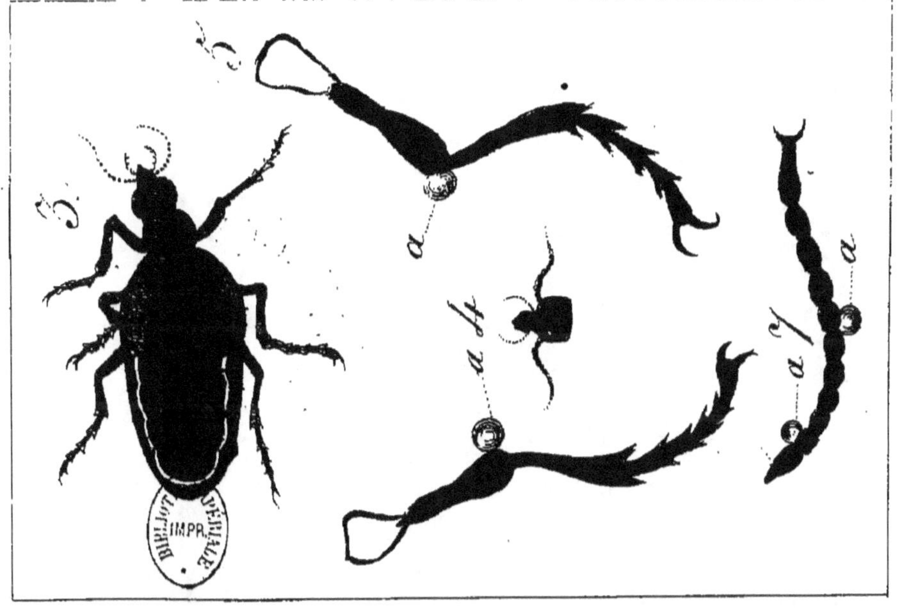

3.
a
a 4
a 7
a